给孩子的爱眼之书

U0190854

罗　阳
侯胜平　编著
迟　玮

重庆大学出版社

图书在版编目（ＣＩＰ）数据

给孩子的爱眼之书 / 罗阳, 侯胜平, 迟玮编著 . --
重庆 : 重庆大学出版社, 2024.7
ISBN 978-7-5689-4477-9

Ⅰ.①给… Ⅱ.①罗… ②侯… ③迟… Ⅲ.①眼-保
健-少儿读物 Ⅳ.①R77-49

中国国家版本馆CIP数据核字(2024)第095419号

给孩子的爱眼之书
GEI HAIZI DE AIYAN ZHI HU

罗阳　　侯胜平　　迟玮 ｜ 编著

策划编辑：王思楠
责任编辑：陈　力
责任校对：关德强
责任印制：张　策
装帧设计：马天玲

重庆大学出版社出版发行
出　版　人：陈晓阳
社　　　址：重庆市沙坪坝区大学城西路21号
邮　　　编：401331
网　　　址：http://www.cqup.com.cn
印　　　刷：重庆升光电力印务有限公司
开　　　本：720mm×1020mm　1/16　　印张：6.25　　字数：73千
2024年7月第1版　　2024年7月第1次印刷
ISBN　978-7-5689-4477-9　　定价：48.00元

序

少年强，则国强！

孩子们的健康成长不仅关乎个人和家庭的幸福，更关系到国家的未来和中华民族伟大复兴的中国梦。

党和国家领导人十分重视儿童和青少年的健康。习近平总书记在二十大报告中提出"推进健康中国建设，把保障人民健康放在优先发展的战略位置"。他更是多次就青少年近视防控、加强体育锻炼等关乎孩子们身心健康的问题作出重要指示，强调坚持"**健康第一**"的教育理念，把健康教育工作摆在更加突出的位置，提升孩子们的科学素养，为他们的健康成长和终身发展奠定良好基础。

世界卫生组织报告显示，影响我们身体健康的因素有8％来自医疗，15％来自遗传，17％来自环境，**60％**来自我们的行为和生活方式。与吸烟酗酒、缺乏运动、精神紧张、膳食不合理等生活方式密切相关的慢性非传染性疾病，已经成为影响人们健康的主要卫生问题。对于这些疾病，单靠医院里"妙手回春"的医生往往收效甚微。要想改变一个人的行为和生活方式并不是一件容易的事情，只有动员起全社会的力量，运用健康教育和健康促进的手段，才能提高人们的自我保健意识，提升全民健康素养，让每一个人都成为自己健康的第一责任人。

现在，你们开始阅读这套书，从小的方面来说，是迈出个人的一小步，开始构筑健康的人生；从大的方面来说，则是迈出了提高全民健康素养的第一步。一系列与孩子们息息相关的健康主题，通过国内相关专业领域有着丰富临床经验的医学博士，用幽默却又不失专业的语言表达出来，让孩子们通过书里的知识，把身体健康与自己的生活紧密联系起来，保护视力、爱护牙齿、远离疾病……一点点地提高自己的生命质量。健康中国，是由每一个健康的中国人组成的。孩子们是祖国的未来，只有提升孩子们的健康素养，倡导健康行为和生活方式，培养健康成长的新时代青少年，才能支撑起未来朝气蓬勃的健康中国。

卞修武

中国科学院院士、陆军军医大学第一附属医院教授、

博士研究生导师、主任医师

目 录

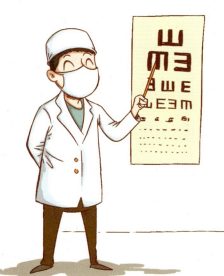

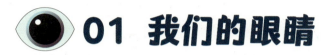 01 我们的眼睛

眼睛是心灵的窗户，是眼睛让你们可以领略祖国的大好河山，看到世界的精彩。你们可能会在自己的作文里写道："凭栏眺望，远处的风景尽收眼底。"可见，这世界的美好是需要通过眼睛去发现和感受的。可是，你了解自己的眼睛吗？

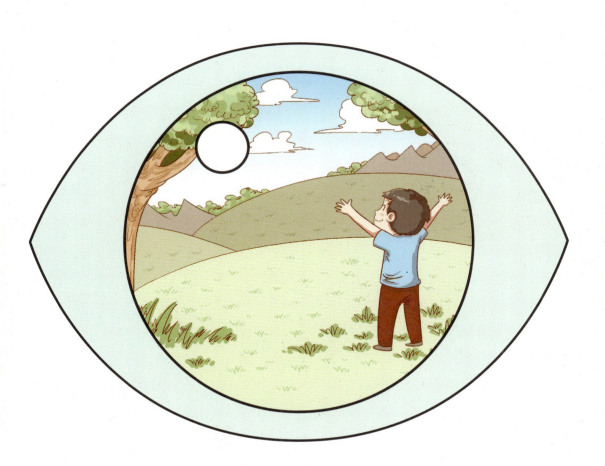

眼睛里有什么

眼球是由眼球壁、眼球内容物、视神经、血管等组织组成的。眼球壁（眼球最外面的一层）包括角膜、巩膜、前房、脉络膜、虹膜、睫状体和视网膜；眼球内容物包括房水、晶状体和玻璃体。

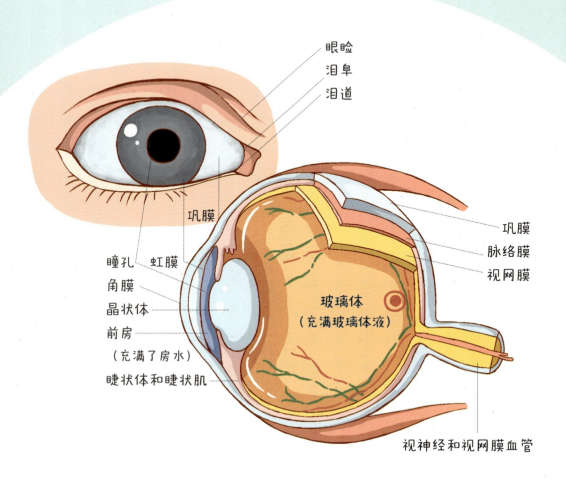

眼睑
泪阜
泪道

巩膜

巩膜
脉络膜
视网膜

瞳孔　虹膜
角膜
晶状体
前房
（充满了房水）
睫状体和睫状肌

玻璃体
（充满玻璃体液）

视神经和视网膜血管

眼睛是怎么看见世界的

如果把眼睛比作照相机，那角膜和晶状体相当于"镜头"，瞳孔好比"光圈"，视网膜当然就是"底片"了，大脑视觉中枢就是照相机的"处理器"。来自物体的光线通过瞳孔和晶状体进入眼睛后，会在视网膜上形成这些物体的像，连接视网膜的视神经立即把这些光的信号传输给大脑，我们就看到它们了。

眼睛在看一个物体时，从物体上反射的光线倒立地聚焦在视网膜上，大脑则可以把它化为正立的影像。

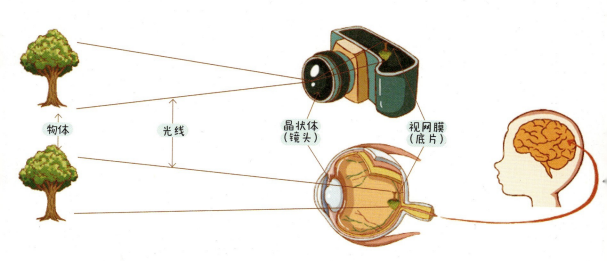

物体　　　　光线　　　　晶状体（镜头）　　　视网膜（底片）

眼睛的发育

　　每个年龄段都有相对应的视力标准值，这就是为什么你们出生的时候只能看见眼前的父母，却看不清远处的物体。随着年龄的增长，眼睛也会同步发育。在这个过程中，定期的视力筛查，以及记录每一次眼睛的各项发育指标尤为重要，这是监控眼睛发育趋势的重要步骤。

时间	需要检查的项目
出生后30天内	排除重大先天性疾病，如上睑下垂、婴幼儿泪囊炎、眼底视网膜病变、视网膜母细胞瘤、先天性视神经缺损、先天性白内障、青光眼等。
6个月到1岁	初步眼位检查、斜视检查、视力筛查。
3~5岁	建立视力档案，进行准确的视力检查，每年定期到眼科进行眼部健康检查。
6岁左右	关注眼轴、单眼视觉系统，双眼视觉系统，立体视觉系统的综合评价。
6岁之后	每年定期检查视力。

你的视力

　　从信息获取的角度来看，眼睛是所有感官中最重要的一个。读书识字，看图赏画，眼睛将这些捕获到的信息转变成神经信号，传送给大脑。然而，你们也并不是一开始就能把周围世界看得清清楚楚，你们的视力，也经历了逐步发育和完善的过程。

　　你们用眼睛认识、感知这个世界，眼睛的发育也会受到外界环境、食物、用眼习惯等因素的影响，因此面临多变的可能性就变大了。

　　从现在开始，对眼睛多一点认知，并好好保护它们，让它们来帮助我们领略更广阔、更美好的世界吧！

小贴士

视力

　　视力，就是你们眼睛识别物像的能力。识别远处物像的能力被称为远视力，识别近处物像的能力被称为近视力。视力并不是出生就有 5.0，它是随着屈光系统和视网膜发育而逐渐成熟的。

视力发育过程

这时候是远视眼，视野窄小，只能看见 20 厘米以内的物体。

刚出生

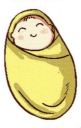

在妈妈肚子里的第 22 天，眼睛开始发育。

胎儿期

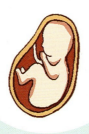

6 岁以后

视力接近成人标准。

4 ~ 5 岁

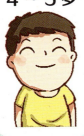

视力为 0.5~0.6

这是视力发育的敏感期，也是最关键的时期。

2 ~ 3 岁

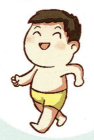

视力为 0.8~1.0

视力逐渐发育完善。

视力为0.01~0.02

你的眼睛可以跟随爸爸妈妈手里拿着的小玩具移动。

2~3个月

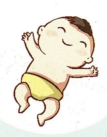

视力0.02~0.08

你可以注视不同的方向，并且向看到的物体伸手，开始有立体视觉。

4~6个月

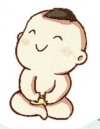

7~8个月

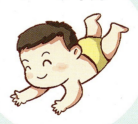

视力为0.2~0.3

从这个阶段开始，视力发育得更快。

1岁

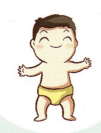

视力约为0.1

你可以长时间看向一个地方。

02 你真的近视了吗

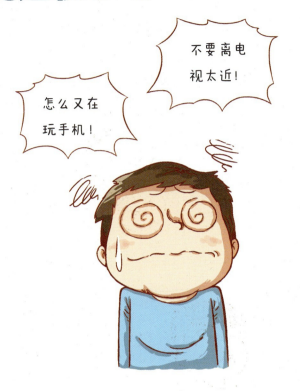

关于眼睛的话题你们可能听得最多的就是"近视"。爸爸妈妈时常在你耳边叮嘱"头抬起来""不要离电视太近""怎么又在玩手机"……你的身边，有不少同学的鼻梁上已经架起了小眼镜。"近视"这个词好像在生活中已经无孔不入了，那怎么知道自己有没有近视呢？

近视的诊断标准

当你发现自己看远处的物体有些模糊（比如黑板上的粉笔字），不由自主地眯眼睛、眨眼睛、揉眼睛、歪头、仰头，试图用各种方式看得更清楚；当你发现自己看书、写字、看电视时，喜欢把眼睛凑得更近，那么赶紧把这些情况告诉爸爸妈妈，让他们带你去眼科检查一下。

到了医院，眼科医生会结合你的症状安排检查。

首先，是视力检查。视力检查时，医生会让你站在5米外，用手拿着黑色的遮罩遮住一只眼睛，用另一只眼睛来识别视力筛查表上不同大小的字母"E"的开口方向。医生会将你的视力记录下来，一般用5.0，4.9，4.8，…来表示，这叫作5分法。

小贴士

　　如果你的年龄在12岁以下，尤其是初次验光，或有远视、斜视、弱视和较大散光的情况，需要进行散瞳验光。如果已经确诊了近视，需要配镜，那么也需要散瞳验光。

　　另外，你还需要做一个电脑验光检查。如果你的年龄已经6岁以上了，在视力检查时，任意一只眼睛不戴眼镜的裸眼视力小于5.0，验光结果大于或者等于50度，就很有可能近视了。

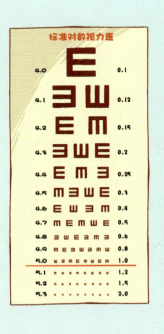

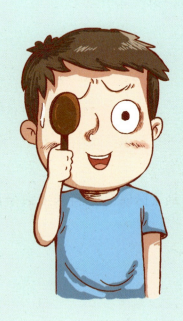

近视居然也有真假？

在《西游记》里，真假美猴王的故事你一定听说过，真真假假简直难以分辨。让人更想不到的是，这近视啊，居然也有真假。

眼睛里面有一个部位叫"睫状肌"，它呈圆环状，就像照相机能调节焦距一样，睫状肌能帮助眼睛进行近或远距离对焦。当眼睛往远处看时，睫状肌松弛；看近处，睫状肌就会收缩。如果你近距离用眼的时间太长，就会造成睫状肌痉挛，可能会出现"假性近视"的情况。当然，总有办法让"假的""显出原睫状肌形"——给眼睛滴上使睫状肌麻痹的眼药水（散瞳药），解除痉

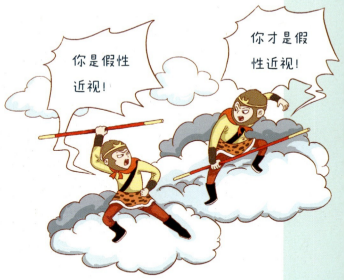

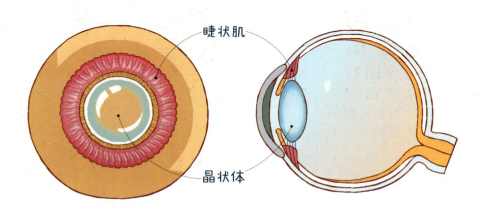

睫状肌

晶状体

挛后，视力如果恢复正常，就不是真正的近视。相反，如果睫状肌在放松后，依然还存在近视，那么眼睛就是真的近视了。

让假性近视显出原形的方法 —— 散瞳

如果在你12岁之前需要确定自己是真性近视还是假性近视，就需要通过散瞳（两种方式）放松睫状肌后验光来判断。

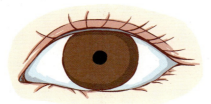
散瞳前

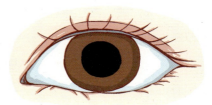
散瞳后

快速散瞳

一般来说，第一次验光检查，需要用到复方托吡卡胺滴眼液。点完眼药后会有4～6小时看近处物体比较模糊，它的作用时间短、恢复快，对生活和学习影响小。

慢速散瞳

常用的是阿托品凝胶或者环戊酮等，它们对睫状肌的麻痹作用很强而且持久。通常用于6周岁以下儿童初次验光、高度远视儿童初次验光、伴有内斜视的儿童验光。滴完眼药后，会有1～3周的时间看近处物体比较模糊。

03 眼睛为什么会近视呢

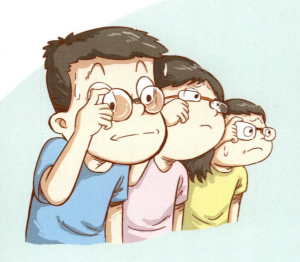

可能你已经发现了，学校里鼻梁上架着眼镜的同学越来越多。你是不是也很纳闷：这近视究竟是怎样发生的？现在，我们就来揭晓答案。

近视的原因

引起近视的原因有很多，遗传因素算其中一个。也就是说你的爸爸妈妈如果是近视，那么你也很有可能天生就有近视。如果爸爸妈妈属于中高度近视，那么被遗传的概率就会更大（发

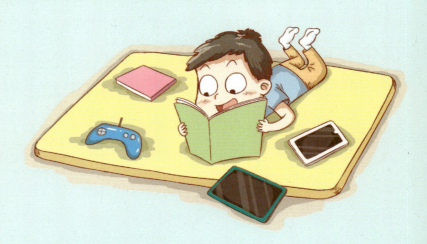

生近视的概率为 40%~60%）。

　　除了先天的遗传因素以外，后天的环境因素对视力也有巨大的影响，比如，下面这些行为习惯：

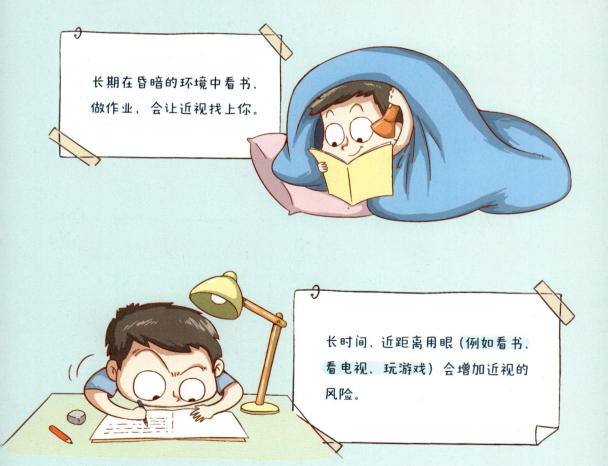

长期在昏暗的环境中看书、做作业，会让近视找上你。

长时间、近距离用眼（例如看书、看电视、玩游戏）会增加近视的风险。

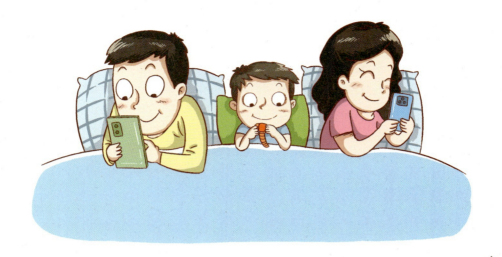

频繁使用电话手表、手机等小屏幕电子产品会增加眼睛疲劳。研究表明连续使用电子产品的时间越短、屏幕越大，患近视的风险越低。

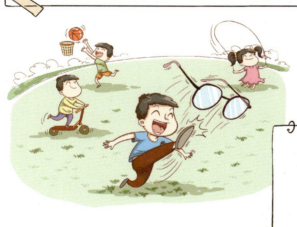

户外活动时间太短，无法接受充分的光照，也是导致近视发生的主要因素。

⚠ 户外活动每天增加 1 小时，可减少近视度数加深 17 度，减少眼轴延长 0.06 毫米。

吃出来的近视

你可能不知道，不健康的饮食习惯，对你的视力也会有影响。这就是为什么眼科医生会一再强调，少吃甜食和炸鸡。那些甜滋滋的食物里有大量糖分，糖进入身体之后，会消耗身体里储备的钙和维生素，钙的减少，会造成眼球壁弹性降低，形成近视。高温油炸过的炸鸡，虽然很香，但是里面的反式脂肪酸对身体没有任何好处。如果你还偏食、挑食，对各种蔬菜敬而远之，身体就会缺乏更多的营养元素，眼球巩膜组织会变得软弱无力，承受不住正常的眼内压力，导致眼轴拉长，那近视迟早会找上门的。

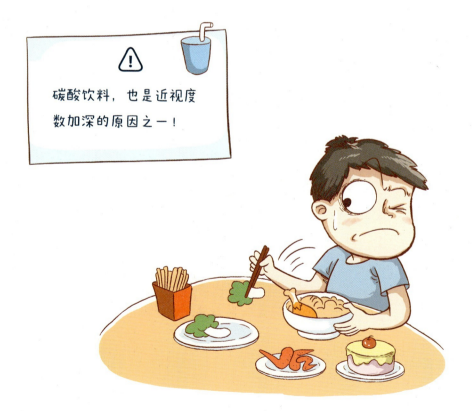

碳酸饮料，也是近视度数加深的原因之一！

近视的罪魁祸首

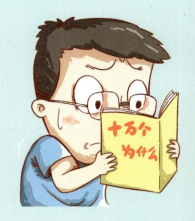

　　如果你去眼科做过关于眼睛的检查，可能会听医生提过"眼轴"这个词。当你们还是胎儿，住在妈妈子宫里时，你们眼睛的发育主要受到两个因素的影响：一个是爸爸妈妈的遗传基因；另一个是妈妈在孕期提供给你的营养。一般来说，在你们出生时，眼轴会长到一个基准长度，大约是16毫米。但是有些人的眼轴天生就比别人更长，这类长眼轴比短眼轴的孩子，更容易在成长的过程中发展成近视，甚至有可能一出生就是近视。

　　当然，眼轴的长度只是近视发展过程中的一个观察指标，导致眼轴变长的因素除了遗传、外界环境，还有自己不好的用眼习惯。

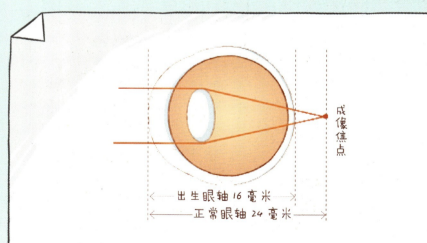

　　刚出生时，眼轴大约是16毫米。这个时候你们的眼睛会有300度左右的远视，这是正常的，通常被称为"远视储备"。

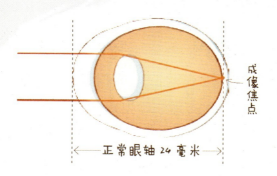

正常眼轴 24 毫米

成像焦点

随着你们不断长大，在 7 岁左右，眼轴就能逐渐接近成年人的正常水平（大约 24 毫米）。你的"远视储备"就会在你眼睛发育的过程中被逐渐消耗掉，转为正视眼（眼睛达到正常视力）。当然，如果在你们的眼睛转为正视眼之前，就过早消耗掉了"远视储备"，那就需要格外小心。这可能预示着你离近视越来越近了。

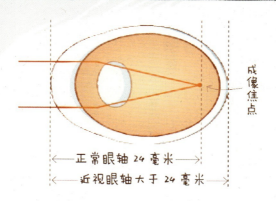

正常眼轴 24 毫米
近视眼轴大于 24 毫米

成像焦点

当眼轴长度超过 24 毫米，就预示着你可能已经近视了。也可以说，近视眼是眼轴变长所导致的。你的眼轴每增长 1 毫米，近视度数就会增加约 300 度，眼轴越长，度数越高。

近视度数越高，对眼睛危害越大

如果近视按照度数来分类的话，可以分为低度近视（50~300度）、中度近视（300~600度）和高度近视（600度以上）三类。需要注意的是，如果双眼度数不一样，以度数高的一只来判断程度。比如，你的左眼是近视100度，右眼是近视400度，那么就属于中度近视。

别以为近视以后戴上眼镜就万事大吉了，近视度数越高，

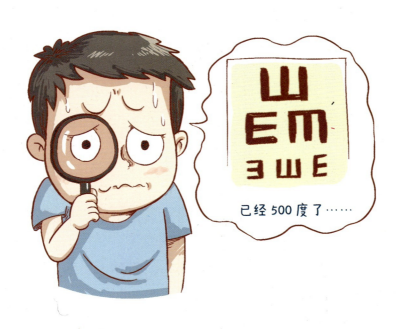

已经500度了……

以后患上青光眼、白内障等眼睛疾病的风险就越高。同时，还可能会引发不同程度的眼底病变，发生视网膜脱落、撕裂、裂孔、黄斑出血、新生血管的概率也会增高。如果情况比较严重，还可能会导致眼睛失明，给生活和工作造成极大的不便。

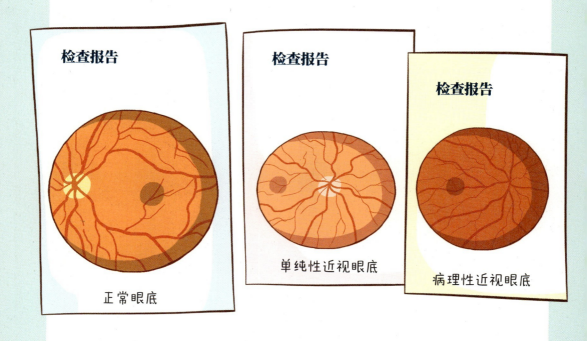

正常眼底

单纯性近视眼底

病理性近视眼底

当然，你也不需要过于担心，近视是可以预防和控制的。你需要做的是定期检查，给自己的眼睛建立一份档案，记录它的发育过程，这样才能够及早发现自己的屈光异常或者其他眼病，避免发展成高度近视。

04 近视不可怕，
先从预防开始吧

你 现在可能已经知道了，一旦发生近视，是不能逆转的。但是也不用太害怕，你可以通过改变日常的用眼习惯和生活方式来预防近视。从读书写字的姿势到每天吃的食物，生活里的方方面面都潜藏着预防近视的各种招数。

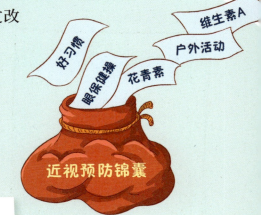

正确的用眼习惯可以预防近视

身为学生的你，看书、写字是一天中做得最多的事情。正确的读写姿势是预防近视的关键。我们要给你的读写秘籍

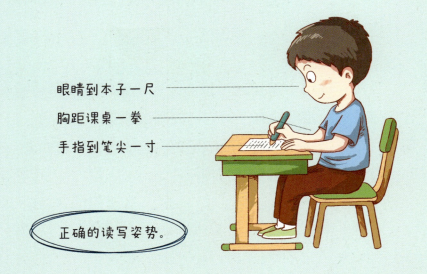

眼睛到本子一尺

胸距课桌一拳

手指到笔尖一寸

正确的读写姿势。

是——"一尺一拳一寸",即眼睛离本子的距离约为一尺,胸与课桌的距离约为一拳,握笔的手指和笔尖的距离约为一寸。

在你读写时,连续用眼时间不宜超过40分钟,每40分钟左右要休息10分钟。中途休息时可以看看远处或是做眼保健操来给眼睛放松。

在使用电子产品学习时(比如上网课),也应在30~40分钟后,休息10分钟。如果是使用电子产品玩游戏、看动画片等,每次不超过15分钟(当然,如果能再减少,效果会更好)。

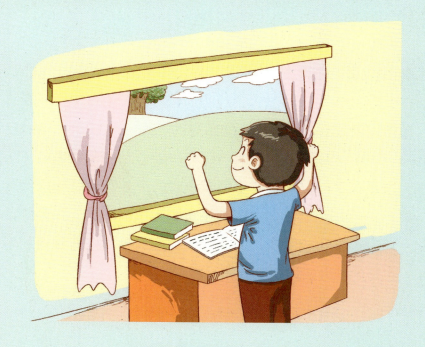

休息眼睛的时候,看看远处。

你还需要注意的是，不要在走路、吃饭、躺在床上时看书或使用电子产品。也不要在晃动的车厢内、光线昏暗或阳光直射等环境下做同样的事情。坚持做好眼保健操，做操时注意力集中，认真、正确、有节奏地按揉穴位，可不要"走过场"哦。

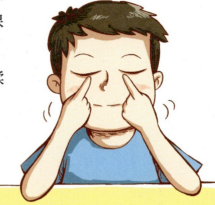

做眼保健操时动作一定要规范。

充足的户外活动可以预防近视

预防近视还有一种你们喜闻乐见的方式——户外活动。已经有研究表明，每天不少于两小时的户外活动，可以有效预防近视。可是在平时上学时，整整两小时的户外活动时间好像有点"奢侈"。不用担心，你可以利用学校的课间休息、课外活动时间，还有上学和放学步行的时间。把这些碎片化的时间利用起来，也是一种办法。

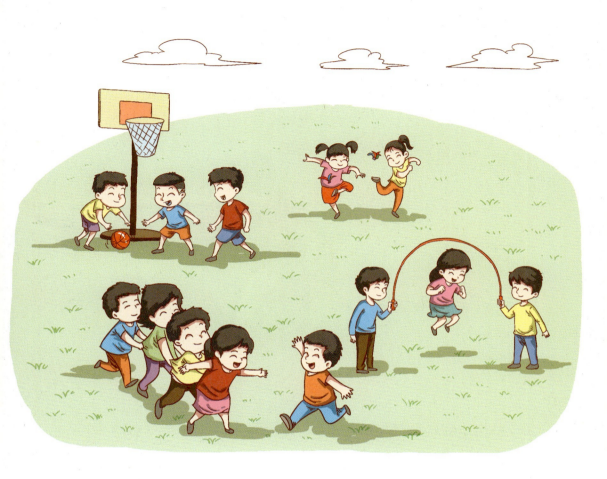

⚠ 户外活动的关键是"户外"，活动内容、方式和强度没有特别要求。

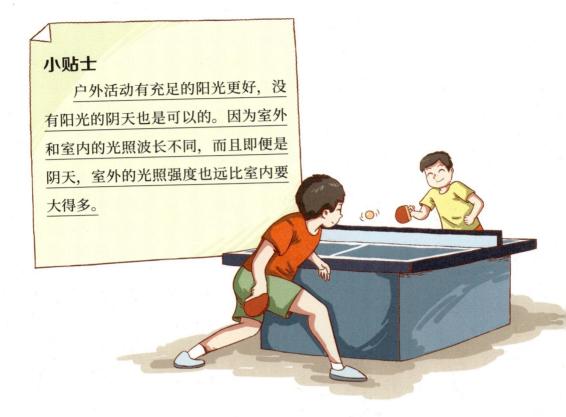

小贴士

　　户外活动有充足的阳光更好，没有阳光的阴天也是可以的。因为室外和室内的光照波长不同，而且即便是阴天，室外的光照强度也远比室内要大得多。

　　你可以和小伙伴们一起打球，打球的时候双眼可以追随球做远近的调节运动，从而有效地放松眼内睫状肌，促进眼部的血液循环。当然，其他一些体育活动，比如跑步、做操、跳绳也是不错的户外活动方式，此外你还可以悠闲地散步或者静坐。

好的用眼环境也能预防近视

　　除了待在教室上课，你们偶尔也会上网课。所以，电子产品的使用方法也是有讲究的。在选择电子屏幕时，首先尽可能选择大屏幕电子产品，优先顺序为投影仪→ 电视→台式计算机→笔记本电脑→平板电脑→手机。尽量选择屏幕分辨率高、清晰度适合的电子产品，并将亮度调节到眼睛感觉舒适的程度，不要过亮或者过暗。

优先选择屏幕大的电子产品。

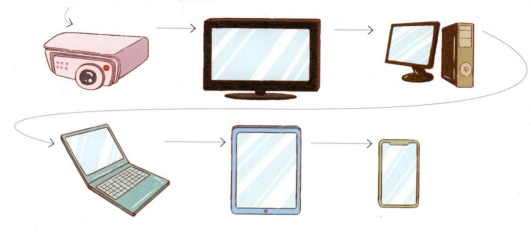

你可能还不知道，电子产品的摆放也是有讲究的。需要避开窗户和灯光的直射，并保证屏幕上端与眼睛的水平视线平行。使用投影仪时，观看距离要保持3米以上。

想一想

已知屏幕对角线的距离为60厘米，那么你们看电视的时候，应该距离屏幕多远呢？

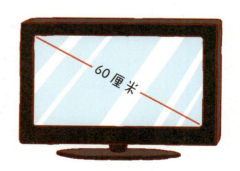

60厘米

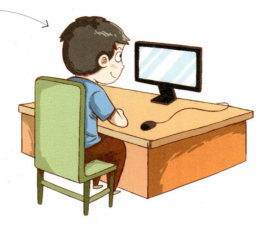

双眼距离屏幕的距离应在 50 厘米以上。

使用电视投屏时，观看距离应在屏幕对角线距离的 4 倍以上。使用计算机时，观看距离应在 50 厘米（约一臂长）以上。

如果是白天看书写字，自然光线应该从你的对侧射入；晚上看书写字，要同时使用台灯（也要从你的对侧射入）和房间顶灯。

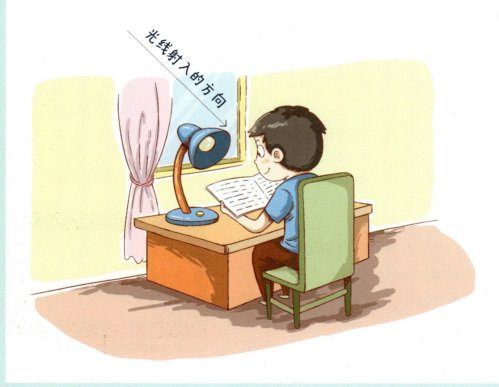

光线射入的方向

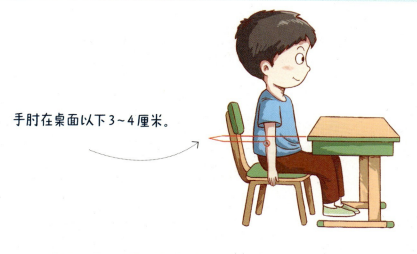

手肘在桌面以下3~4厘米。

　　当然，你还需要根据自己身高的变化来调整桌椅的高度。当你坐在书桌前，大腿与小腿垂直，挺直背，手臂自然下垂，手肘在桌面以下3~4厘米最为合适。现在你就可以挺直背，坐在椅子上试试看。

你还需要均衡营养，睡眠充足

　　前面已经介绍过，如果你的饮食习惯不太好，也有可能会损伤眼睛。从现在开始，不要挑食，多吃一些富含维生素A以及叶黄素的食物，比如胡萝卜、菠菜、蓝莓等。合理搭配日常饮食，保证营养均衡，才能拥有一双亮晶晶的眼睛。

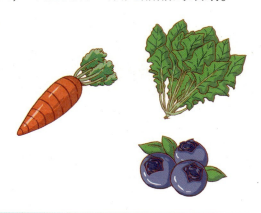

保护眼睛该吃些什么

你需要摄入	对眼睛有什么好处	存在于哪些食物中
维生素 A	预防和治疗干眼症。	动物肝脏中富含丰富的维生素A，胡萝卜、南瓜、绿色蔬菜中也富含维生素 A。
花青素	有强大的抗氧化作用，可以使眼部的血液循环加快，缓解眼睛疲劳症状。	紫薯、蓝莓、桑葚、茄子等。
叶黄素	帮助视网膜抵御紫外线。对于近视的人来说，补充叶黄素可以延缓近视的发展。	橙黄色果蔬和绿叶蔬菜中富含较多的叶黄素，如胡萝卜、柑橘、菠菜、芹菜等。
钙和蛋白质	延缓近视的发展，对眼组织有较强的保护能力。	鸡蛋、牛奶、大豆、鱼虾中都含有丰富的钙和蛋白质。

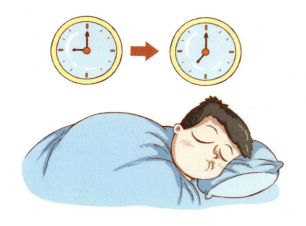

早睡早起，保证充足的睡眠时间。

除了吃得好，还要睡得好。每天保证充足的睡眠时间也是预防近视不可忽视的内容。你们现在每天应该达到10小时的睡眠时间，上了初中应该达到9小时，高中8小时。周末、节假日休息时，也应避免形成晚睡或晚起的不良习惯，减少对生物钟的干扰。

你看，预防近视就是这么简单吧！这里还有一个我们给你准备的秘诀呢，牢牢记在心里，让近视远离你。

我的护眼秘诀

背挺直，笔握好，读写姿势要记牢；

眼闭紧，力度到，眼保健操要做好；

勤洗手，不揉眼，用眼卫生很重要；

亲自然，勤远眺，锻炼身体不可少；

光线暗，不要看，用眼环境要确保；

不挑食，觉睡好，护眼科学要记牢。

05 近视虽不可逆但可控

如果你已经有了定期看眼科的经历，你的眼科医生一定会叮嘱你好好爱护自己的眼睛，因为一旦发生近视，是无法逆转的，只能想办法控制近视继续往更高的度数发展。那怎么爱护自己的眼睛呢？第一步，给它建立一份健康档案。

眼睛的档案

在你出生的时候，爸爸妈妈会给你上户口，然后定期带你到医院做儿童保健和疫苗接种，医生还会把你的这些信息记录在固定的小册子上，这就是属于你的健康档案。在你3岁以后，眼科医生也会建议，给你的眼睛建立一份健康档案。

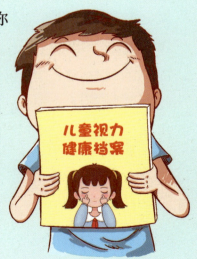

儿童视力健康档案

刚开始，医生会给你做一个全面的眼健康问答（包括爸爸妈妈眼睛的情况、你的用眼习惯、你的饮食睡眠习惯等）和检查。除此之外，医生还会告诉你要定期去找他报到（一般间隔3~6个月），这样医生可以跟踪记录你眼睛发育的重要信息，以便尽早发现眼睛的异常状态或近视的苗头，及时采取措施延缓或控制近视。

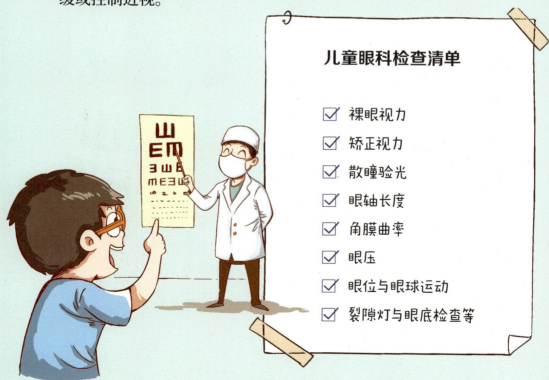

儿童眼科检查清单

☑ 裸眼视力

☑ 矫正视力

☑ 散瞳验光

☑ 眼轴长度

☑ 角膜曲率

☑ 眼压

☑ 眼位与眼球运动

☑ 裂隙灯与眼底检查等

总有办法控制近视

　　如果因为某些原因近视了，千万不要心灰意冷。虽然目前并没有什么特别好的方法可以将已经近视的眼睛恢复到正常，但是眼科医生可以根据你的近视情况，给你提供合理的近视控制方案，防止近视度数不断加深。

　　在近视控制的漫长征途上，你可能会遇到下面几种控制近视的方法。

框架镜

　　近视发生后，外界物体在视网膜形成的像是模糊的。那么你们看东西时，为了看得清楚往往会不自觉地眯眼睛、凑近看、

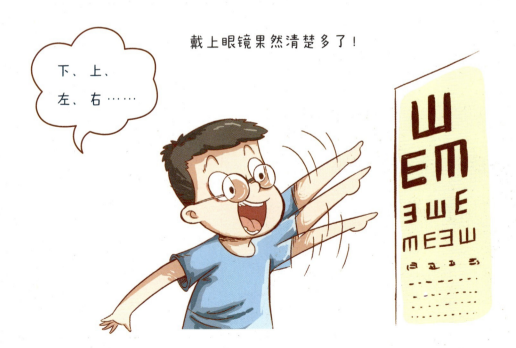

歪头看，这些不好的用眼习惯往往会加速你们眼轴的生长，加快近视的发展。那么这个时候，如果医生建议配镜，一定不要拒绝，合适的框架眼镜是你们最常见，也是最直接的控制近视加深的方法。

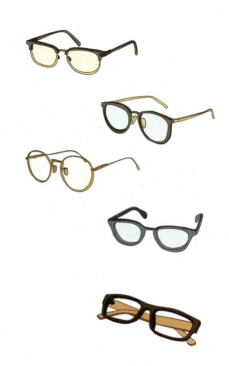

随着医学的发展，一些功能性镜片（如离焦镜）也在不断面市，对于控制近视它们都有比较好的效果。

 如果你们远视或散光过高，却不佩戴合适的眼镜，那么在你们的视觉发育期间就可能会出现弱视、斜视等眼部疾病。

阿托品滴眼液

阿托品其实是一种放松睫状肌的眼药水，一般在你们散瞳验光时会使用到。当把阿托品调配到 0.01% 的低浓度时，可以有效地控制眼轴的生长和近视的加深。

阿托品是处方药，需要在医生的指导下使用，不建议随便购买。一般来说，眼科医生会建议在你们近视发展比较快的时期使用，且连续使用两年，会有比较好的控制效果。

睡觉之前，在需要控制近视的眼睛里，点上一滴就可以了。

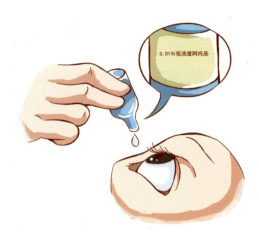

0.01%低浓度阿托品

角膜塑形镜

角膜塑形镜的大名可能你已经早有耳闻，它又被称为"OK镜"。外表上看起来和成人的隐形眼镜非常相似，但不同的是，OK镜的材质是硬的。目前来说OK镜也是用来延缓和控制近视的有效方法之一。

OK镜很神奇，当你戴着它进入梦乡，它就开始了自己的工作。因为近视而变成拱形的角膜面，经过它一夜的"挤压"，会重新变得平坦。当你第二天睁开眼睛时，角膜形状已经发生了改变，视力基本上能达到正常水平。这一天，就可以和眼镜说拜拜啦！

当然，并不是所有的人都适合佩戴OK镜。配镜之前，眼科医生会给你做一系列详细的检查，并进行试戴，确认没有问题后，才能配镜。

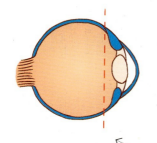

近视的角膜
呈拱形状。

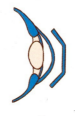

佩戴上角膜
塑形镜。

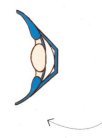

角膜塑形镜
对角膜表面
形成挤压。

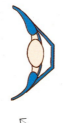

角膜被暂时塑形
成现在这个样子，
这一天就能恢复
视力了。

OK 镜使用注意事项

① 良好的卫生习惯对于 OK 镜配戴者来说非常重要。

② 常备一副框架眼镜，当你的眼睛有不舒服时，可以交替使用。

③ 定期复查，监控眼睛发育的各项指标，以便医生随时调整方案。

④ 和阿托品搭配使用时，要先滴阿托品，15 分钟之后再戴上 OK 镜。

⑤ OK 镜不可以永久使用，需要根据医生的建议进行更换。

06 教你看懂眼科检验单

当你在眼科完成了各项检查，手里拿着检查报告时，是不是有一种拿着"有字天书"的感觉？报告上面字母和数字一大堆，一个一个都认识，但是又好像都不认识。别急，我们现在就一起来看看吧。

教你看懂验光结果

拿到眼科的检查报告，你们最关心的应该就是下面这张报告单上的数据了，因为这上面显示的是近视、远视或者散光的度数。我们现在就一起来看看上面这些"天文数字"都表示什么意思吧。

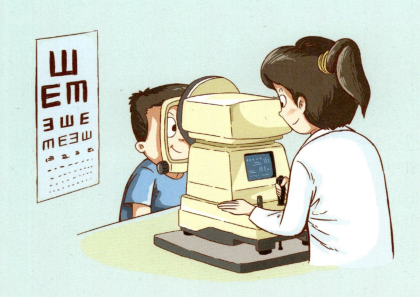

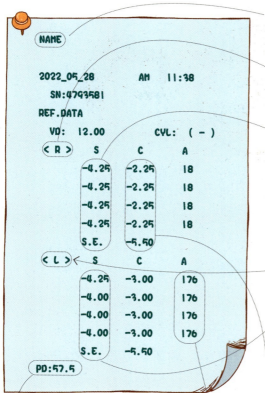

你的名字

"R" 表示你的右眼。

"S" 下面的数字代表右眼的度数（"-"号表示近视，"+"号表示远视）。电脑测量 3 次，第四次就是测量的平均结果——近视 425 度。

"L" 表示你的左眼。

这就是你左眼的测量结果——近视 400 度。

"C" 下面的数字表示散光的度数（"-"号表示近视散光，"+"号表示远视散光），3 次测量之后，显示右眼有近视散光 225 度。

"A" 下面的数字表示散光的方向，每个人散光的方向是不同的数值，在 0~180 度之间。数值大小不代表严重程度，它只是表示散光的方向不同。3 次检测结果显示，左眼散光的方向在 176 度。

知识链接：
验光单上的字母"PD"

　　"PD"是瞳距，也就是两个眼睛瞳孔中心的距离，这个数值主要用在配镜上，数据不准确的话会影响眼镜佩戴的舒适度哦！

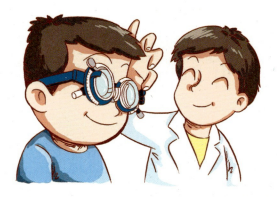

除了电脑验光，验光师还可以通过给你试戴镜片来检测你眼睛的度数，这比电脑验光的结果更加可靠。下面这张报告就是验光师手动验光的结果，你能看懂吗？

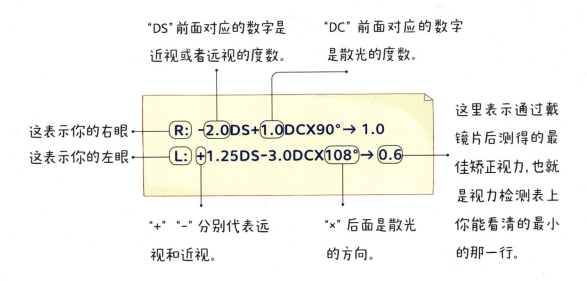

"DS"前面对应的数字是近视或者远视的度数。

"DC"前面对应的数字是散光的度数。

这表示你的右眼

这表示你的左眼

R: -2.0DS+1.0DCX90° → 1.0

L: +1.25DS-3.0DCX108° → 0.6

这里表示通过戴镜片后测得的最佳矫正视力，也就是视力检测表上你能看清的最小的那一行。

"+" "-"分别代表远视和近视。

"×"后面是散光的方向。

这张验光单的结果：右眼近视 200 度，远视散光 100 度，散光方向在 90 度；左眼远视 125 度，近视散光 300 度，散光方向在 108 度。

眼压检查简单又重要

　　检查眼睛时，你很可能被气体"嘭"地一声吹过眼睛，这就是非接触性眼压检查。不要害怕，它只是测量你眼睛的压力。家里用的天然气有气压，自来水有水压，气和水都需要在恒定的压力条件下才能正常使用。同样，你的眼睛也要在眼压适当的范围内才能发挥正常的功能。一般情况下，眼压的正常值为10~21 mmHg，通过这个数值，医生能直观准确地判断出眼睛是否存在问题。

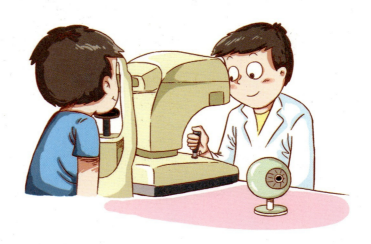

眼轴和角膜曲率也必不可少

你们是不是喜欢量身高，希望自己长得越高越好？可你们的眼轴却恰恰相反，并不是越长越好。过快变长的眼轴会早早耗掉远视储备，提前让眼睛近视。定期测量眼轴，可以监测它是长得快还是慢，长得太快就需要格外注意了，必要的话医生还会想办法控制它的生长。

小贴士

3岁以前眼轴增长较快，共增加约5毫米；3~15岁眼轴增长变得缓慢；6岁以后，眼轴每年平均增长0.09毫米左右。

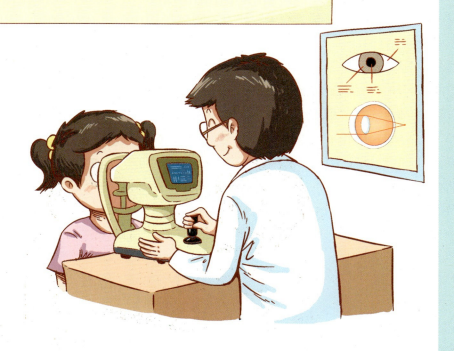

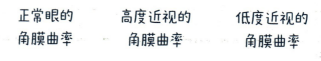

正常眼的
角膜曲率　　　高度近视的
角膜曲率　　　低度近视的
角膜曲率

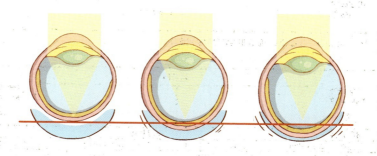

　　和眼轴在同一张报告单上的还有角膜曲率，即测量角膜弯曲程度的数值。你看到的每一个弧形的物体都有对应的曲率，弧线越弯，曲率就越大。

　　角膜曲率与近视的度数是相关联的，在相同眼轴的情况下，角膜曲率越高，近视的度数也就越高。在你3岁以后，角膜曲率就基本稳定了，它不会像眼轴那样年年增长，只需要保持在正常范围（39 D~46 D）就可以了。

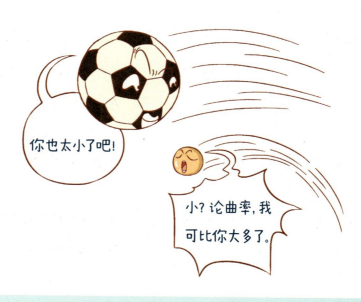

你也太小了吧!

小? 论曲率，我可比你大多了。

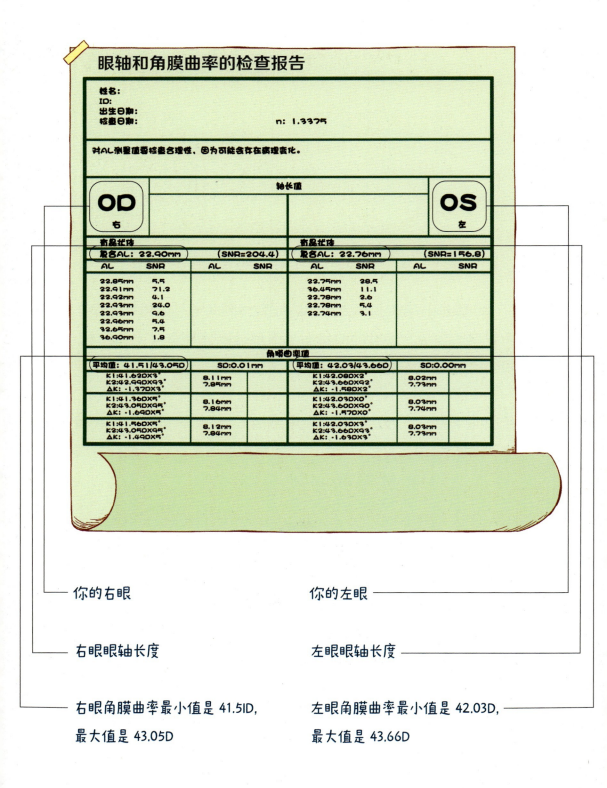

你的右眼　　　　　　你的左眼

右眼眼轴长度　　　　左眼眼轴长度

右眼角膜曲率最小值是 41.5lD，　左眼角膜曲率最小值是 42.03D，
最大值是 43.05D　　　　　　　最大值是 43.66D

如果报告显示"屈光筛查异常"

当你们做完检查，拿到了检查报告单，上面有可能会显示"屈光筛查异常"，先不要太着急，筛查结果异常并不代表已经确诊了，你还需要进一步检查，医生才能做出准确判断。

你还需要知道的是，视力不好，不一定代表近视，也有可能是散光、远视（甚至有可能是你检查时没有认真）。每个年龄段弱视或者其他眼病视力正常的标准也不相同，只有低于对应年龄的标准才算异常。

一次的筛查结果，仅代表你的眼睛在这个时间点的情况。眼睛的发育是动态变化的，需要通过给眼睛建立健康档案，持续关注，才能知道它的发育是不是一直都处在正常的轨道上。

小贴士

如果你的视力状态高于同龄人的标准值，并不代表你的视力状态就更好。比如：你现在7岁，视力的标准状态应该在1.0左右，可是你现在能达到1.2，这并不能说明你的视力状态就更好。

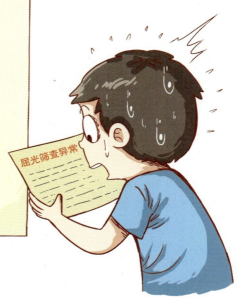

07 出现这些情况，
你的眼睛可能生病了

现在你学会了如何看懂一些重要的眼科检查单，是不是特别有成就感呢？但是，有些眼睛的问题，没有去医院检查之前，在生活中也是有迹可循的。比如，有时候你们会频繁地眨眼揉眼，这有可能是过敏性结膜炎、倒睫、干眼症等病症。当然，如果你或者身边的朋友已经出现了下面场景中的一些情况，那么赶紧去医院看看吧。

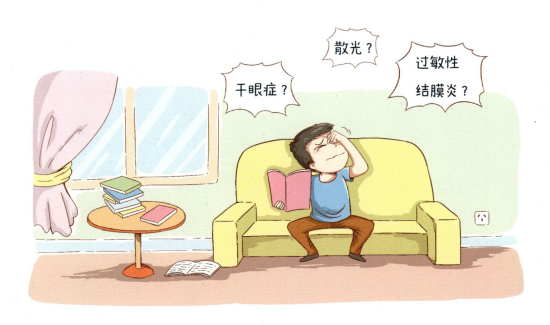

眼前的人似曾相识

　　远处，一个人向你走来，你看着他有些面熟，但是距离太远、他的样子太模糊，你不敢相认。为了看得更清楚，你甚至把眼睛眯成了一条缝，才隐隐约约认出了他——隔壁班大名鼎鼎的"灌篮高手"。

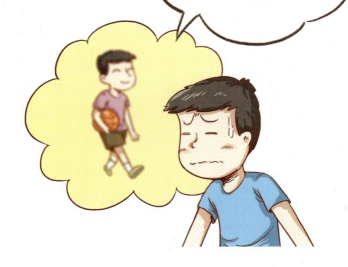

这大概就是十米外六亲不认，五十米外雌雄不辨，一百米外人畜不分。

不大想写作业

有时候，你会抱怨看书或者写作业时眼睛特别累。当然，爸爸妈妈会叉着腰瞪圆了眼睛怒吼道："哼！看电视多久都不会累，看书一会儿就累了！不要废话，赶紧学习。"可是在有的情况下，你的眼睛可能是真的累了（这可不是在袒护你，我们只讲科学，但你也别耍小心机，有的是办法来验证）。

> **警惕**
>
> 　　你的眼睛可能有中度或更高度数的远视。如果是这样，眼睛就要付出较多的调节力（如同照相机调焦距的能力）才能看清楚。看得越近就越费力，越远就越轻松。所以，你会想要逃避看书、写字这些近距离用眼的事情。

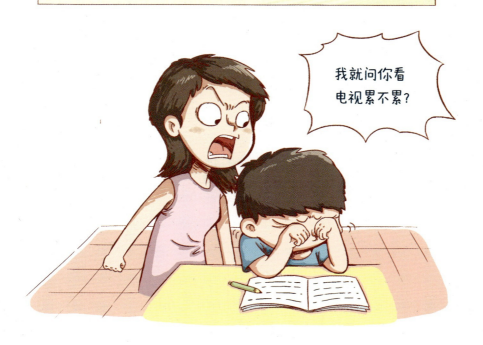

我就问你看电视累不累？

你总是侧脸看电视

你可能并没有察觉，当你看电视时，头会不自觉地侧向一边。爸爸妈妈也试图将你的头扳正，让你的眼睛正视电视的方向，可是手一松，你的头又不自觉地侧了过去。

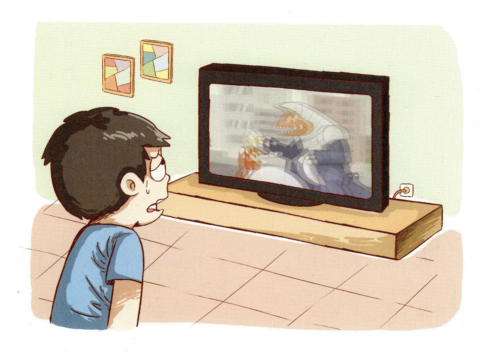

警惕

你的眼睛可能有散光。有散光的眼睛看东西是模糊的，特别是在看发光物体的时候更明显。为了让自己看得更清楚，眼睛会不断地自我调节，便会出现侧脸、歪头等用眼习惯，这会让眼睛产生疲劳、酸胀的感觉。

你有一个歪头的同桌

你的同桌小强是个不折不扣的学霸，任何难题到他那里都能迎刃而解。他有一个非常大的特点，看东西总是歪着头，班里的同学都叫他"歪头强"（给同学取绰号可不是友好的行为）。

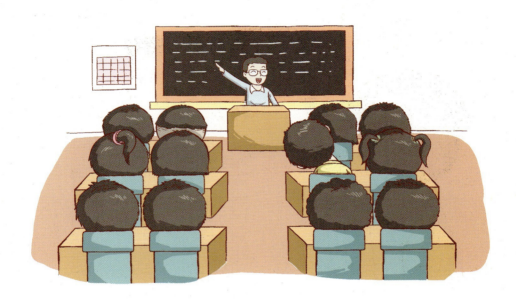

警惕

小强可能患有"眼性斜颈"。当他歪头看东西时，才能让两只眼睛看到的像重合在一起，否则会把一个物体看成分开的两个。长期歪头看东西会影响脸颊、脖子、脊柱的发育。

班里的科学怪人

科学课堂上，班里的"科学怪人"加加总是举手最快的那一个。可是，当老师要求动手做实验时，不管是串珠子还是插卡片，他都特别慢，甚至影响到大家的课程进度了。莫非加加只会纸上谈兵？

警惕

加加的眼睛可能有弱视。弱视又被称为"懒惰的眼睛"，因为眼睛"偷懒"没有形成良好的视力和功能，会表现出视力差和精细活动（比如串珠子、描画、搭积木、盖笔盖、插卡等）能力差。

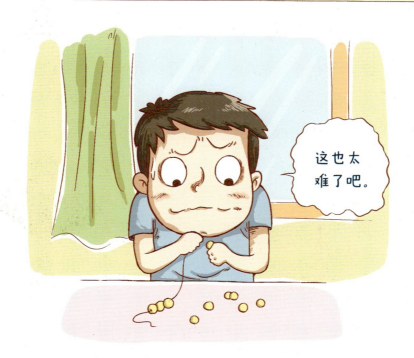

这也太难了吧。

08 儿童常见眼病

在 生活中，你们可能也经常听到大家把"近视""远视"和"散光"放在一起讨论，它们好像形影不离的三兄弟。这三兄弟有点像但又不太像，不熟悉它们的人常常把它们混为一谈。

如何区分"近视""远视"和"散光"

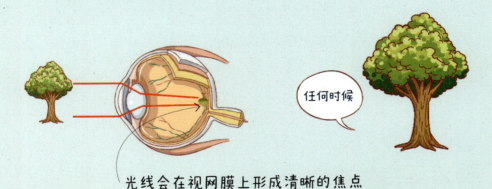

正常 看近看远都很清楚。

任何时候

光线会在视网膜上形成清晰的焦点

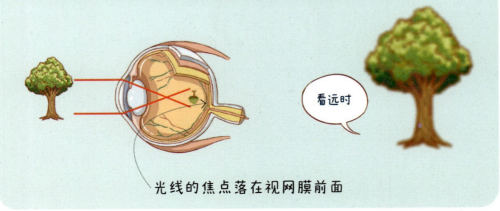

近视 看近容易凑得更近，看远模糊，且看远喜欢眯眼、眨眼。

看远时

光线的焦点落在视网膜前面

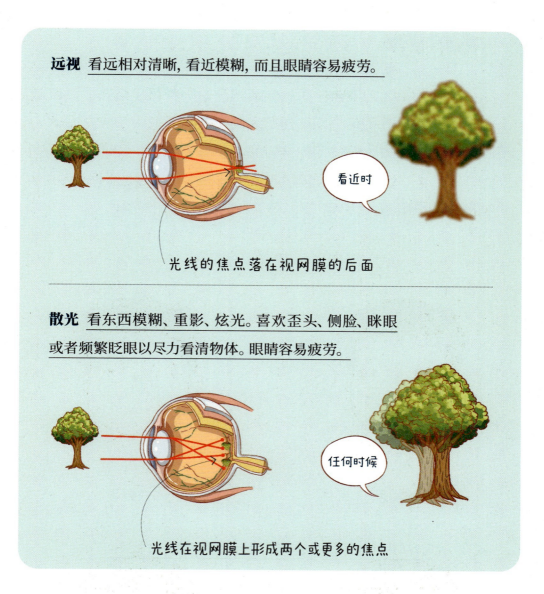

远视 看远相对清晰，看近模糊，而且眼睛容易疲劳。

看近时

光线的焦点落在视网膜的后面

散光 看东西模糊、重影、炫光。喜欢歪头、侧脸、眯眼或者频繁眨眼以尽力看清物体。眼睛容易疲劳。

任何时候

光线在视网膜上形成两个或更多的焦点

现在，你能分清楚"近视""远视""散光"这三兄弟了吗？当然，只要你有上面任意一种情况，都需要去医院做进一步检查。如果确诊，那么就需要根据医生的诊断进行相应的矫正，不能任其发展，导致情况越来越严重。

搞怪的斜视

　　在你们出生后不久，两只眼睛就开始学着和睦相处了。它们会把自己看到的像分别传递给大脑，大脑再把两个像变成一个更完整、立体的像（仅一只眼睛看到的物体和空间是平面的）。但是，如果两只眼睛闹起了矛盾，大脑也拿它们没有办法时，两只眼睛就会"赌气"，各看各的，形成了"斜视"。

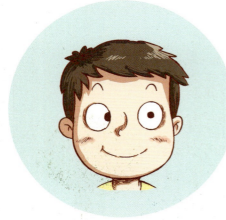

内斜视

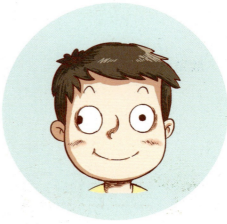

外斜视

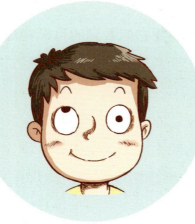

上斜视

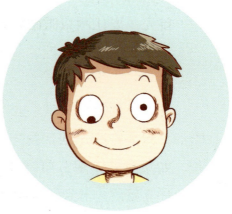

下斜视

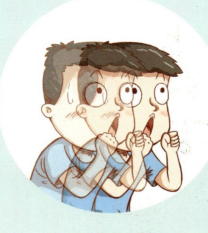

出现斜视后，左右眼看到的同一个物体位置却不同，大脑就可能把这一个物体认成两个物体（复视）。把不同的物体看成同一个物体会让你无法辨别真实的世界，非常难受。

复视

为了消除这种不适感，你就可能会通过歪头、侧脸等方法让两只眼睛勉强配合起来（就像前面提到的"歪头"同桌）。大脑也可能直接放弃一只眼而只接受另一只眼所看到的物体，这样看到的物体是清晰的，却没有立体感。

斜视除了影响视觉，还会影响人的外貌，一经确诊就应该立即进行治疗。

首先，要让两只眼睛和谐相处就需要它们看到的目标物像的大小、清晰度是一致的。所以，如果两只眼睛存在屈光异常（近视、远视或散光），特别是屈光差异很大的情况，要先配镜矫正；如果有弱视，特别是单眼弱视或者双眼弱视程度差异较大，也需要先提高弱视眼的视力。

其次，可以提高大脑的管控能力，也就是加强大脑对双眼物像融合的功能训练。对于斜视度数较低或者发生频率较少的情况，通过大脑的努力就有可能消除斜视。

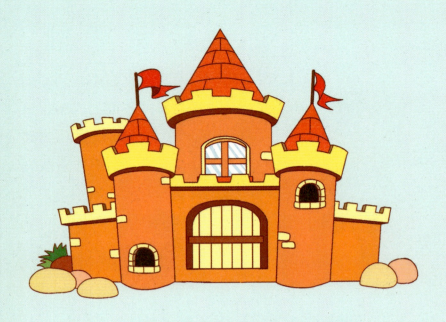

正常情况下，看到的物像是立体的。

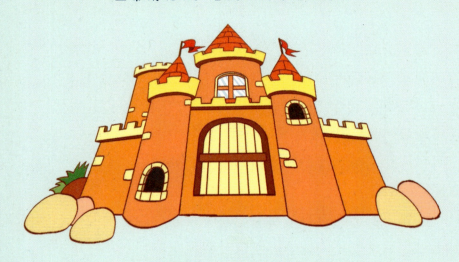

斜视看到的物像却没有立体感。

　　但是对于斜视度数高或者发生很频繁的情况，大脑努力了也不能达到目标，还可能会让大脑感到很疲惫。这种情况大多数需要通过手术把两只眼睛的"关系"修复好，才能让双眼运动协调一致。术后再根据情况选择性进行大脑融像功能的训练。

懒惰的弱视

你可能已经知道，只有通过电线把电能传递给灯泡中的灯丝，灯才能亮起来。同样，只有眼睛将看到的事物通过线路（视神经）传递给大脑，大脑才能看清楚。但是如果眼睛在发育时，没有接受到足够清晰的物像的刺激，久而久之就失去了识别清晰物体的能力。长大以后，即使通过配戴眼镜或做手术，也很可能无法让大脑再次获得这种能力，这就是弱视。

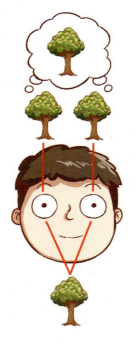

正常视力

把两张清晰的图像
融合成一张。

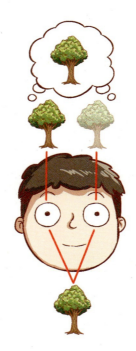

一只眼睛弱视

大脑忽略一只眼睛
发出的模糊图像。

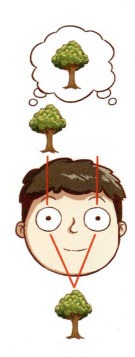

弱视（视力丧失）

只有一只眼睛
向大脑发送图像。

当然，弱视并不是天生的，通常是因为眼睛在发育的过程中遇到了一些特殊情况，大脑才会"偷懒"，导致弱视。

弱视的眼睛看到的物体始终是模糊的，患者也可能长期用相对清晰的眼睛看，但看到的世界是平面且没有立体感的。这可能会导致患者没有正常的立体感知，不能准确判断方位和距离远近，在精细的活动中表现也不是太好（前面提到的"科学怪人"就是这样）。进行体育运动，特别是球类运动也可能存在很多困难，甚至连走路、跑步、下楼梯也容易摔跤。注意：弱视还可能会影响以后的职业选择（选择精细视觉和立体视觉的工作会受到较多的限制）。

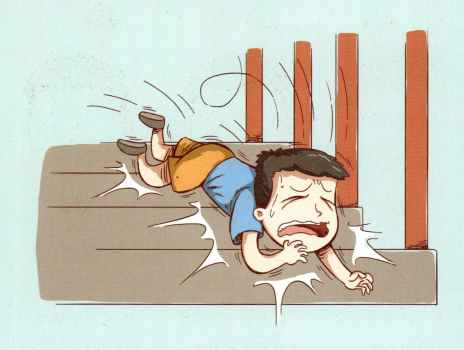

小贴士：导致弱视的几种情况

1. 如果你有中高度的远视、散光或者近视，在没有矫正的情况下眼睛可能一直接收不到清晰的物像，于是它们开始"偷懒"，慢慢形成弱视。

2. 如果两只眼睛的屈光状态（远视、散光或近视的度数）差别大，严重的那只眼睛接收的物像更模糊，它慢慢就学会了"偷懒"，成为弱视眼。

3. 眼睛斜视时，如果大脑长期只偏袒地接收其中一只眼看到的物像而忽视另一只眼看到的物像，那被忽视的这一只眼睛也就开始放纵自己，顺势躺平成了弱视。

    ⚠ 单眼弱视同样也是引起斜视的原因，它俩的关系特好，不是你跟着我就是我跟着你。

4. 还有一些眼部疾病让外界光线不能正常到达"天然照相机"的底片——视网膜，比如"镜头混浊"（白内障、角膜病变等）或者眼睛被遮挡（上睑下垂）等情况，导致眼睛无法接收到清晰的物像，被迫躺平，也会造成弱视。

那么，出现弱视应该怎么办呢？当然是找准原因对症治疗呀。

除了对症治疗，你们还需要锻炼"弱"的那只眼睛。比如，单眼的弱视或者双眼弱视程度差别大时，需要遮盖治疗，目的是遮住相对好的眼睛，让"弱"的眼睛有更多的锻炼机会。当然，还可以做一些提高弱视眼视敏度和功能的训练（穿珠子、穿针、插卡、描画等），使用专业的弱视训练仪（如海丁格刷、后像训练、视觉刺激训练等），以及电脑辅助的网络弱视训练。

如何对付懒惰的弱视？

屈光异常（近视、远视或散光）导致的弱视

▶ 配镜矫正异常的屈光状态

双眼屈光状态（远视、散光或近视的度数）差别大导致的弱视

▶ 配镜矫正双眼屈光的参差

眼睛斜视（弱视和斜视结伴而行）导致的弱视

▶ 一般情况下先处理弱视，再矫正斜视

眼部疾病使光线不能到达眼内导致的弱视

▶ 治疗眼部疾病

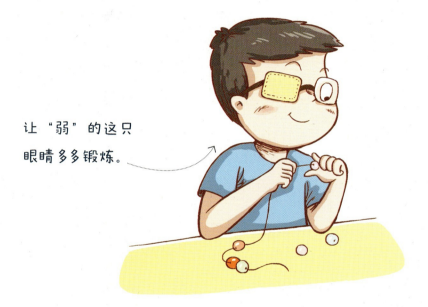

让"弱"的这只
眼睛多多锻炼。

调节功能异常

你们的眼睛通过晶状体的可塑性和睫状肌的收缩能力来完成调节，两者缺一不可。前者产生的调节称为物理性调节，后者产生的调节称为生理性调节。因为调节功能出了问题而引起的"看近"困难，被称为调节功能异常。

调节痉挛

假性近视的学名，看近时，眼睛处于调节紧张状态，如果长时间看近，眼内肌就会一直紧张，在需要放松时却不会放松了，长期调节痉挛有可能成为真性近视。

调节滞后

调节滞后是指你在看目标时，眼睛付出的调节量低于你看清这个目标本来需要的调节量。眼睛调节滞后的情况会加速近视的发展。

调节功能异常与屈光状态（近视、远视或散光）和用眼习惯有很大的关系。因此要首先针对屈光异常的情况进行屈光矫正。其次，通过药物（放松和刺激调节功能的药物）和调节训练（如反转拍、远近视力表等）改善调节功能。

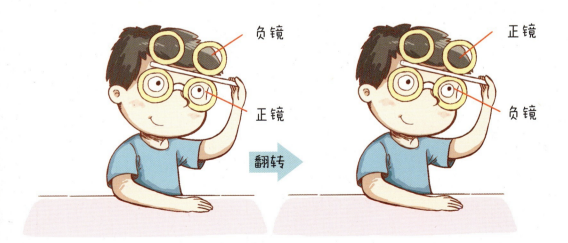

负镜　　正镜

正镜　　负镜

翻转

使用反转拍进行调节训练。

眼睛也会过敏

有时候，当你接触了一些特殊的物质，比如花粉、皮屑、粉尘等，皮肤就会像被蚊子叮了一样又红又痒，这是对特殊物质的过敏反应。如果你的眼睛接触到这些特殊物质也会痒，还可能会出现红、肿、流泪等症状，这被称为"过敏性结膜炎"。当你患上过敏性结膜炎时，因为眼睛痒，就容易频繁眨眼和揉眼。

过敏性结膜炎当然与接触的过敏物质有关，如果你能离开引起你过敏的物质或者环境，症状就会得到缓解。如果不能避开过敏的物质，就尽量减少与它们的接触，同时使用抗过敏的滴眼液。另外，你需要加强锻炼，提高你身体的抵抗力，从而改善你的过敏体质。

如果你还发现了一些书里没有提到的眼部异常问题，不要担心，给你一颗万应灵丹，你一定能用上，就是把问题交给专业的人来帮你解决（你的眼科医生）。

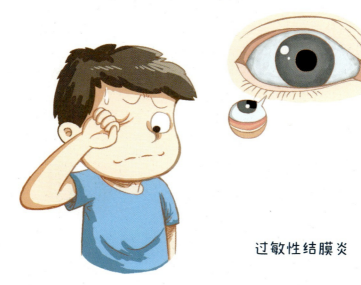

过敏性结膜炎

09 警惕这些眼病，
会加速近视

现在你对近视、远视、散光、斜视、弱视等常见眼病已经有了更多的认识。其中，近视可谓声名在外，与众多眼病都有着千丝万缕的联系。现在，我们就来捋一捋，还有哪些眼病会让近视越来越严重。

斜视

发生近视时，双眼看近处需要较少的调节力或者不需要调节力就能看清，这时双眼内转的力量也小，长此以往，眼睛内转的能力变弱，眼球就容易向外跑，从而导致外斜视，可以说近视是外斜视的"帮凶"。同样，外斜视也是近视的"帮凶"，它们狼狈为奸，让存在外隐斜（一般只有检查时才会被发现）和间歇性外斜视（有时候斜，有时候不斜）的人群，近视会越来越严重。

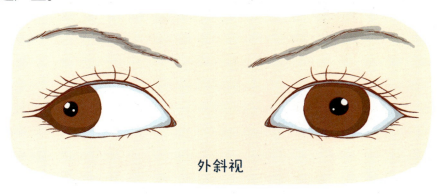

外斜视

视疲劳

　　随着人们生活方式和节奏的改变，用眼习惯和强度也在改变。长期的近距离用眼（特别是电子屏幕使用时间过长），很容易导致视疲劳。这时，眼睛会感觉累、酸胀、不舒服。视疲劳没有得到缓解也可能加速近视的进展。

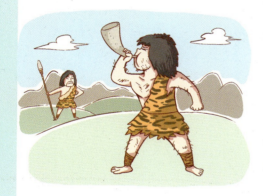

以前的用眼习惯是看远。

现在的用眼习惯是看近。

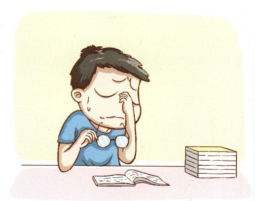

小贴士

　　在屈光异常（特别是散光，其中也包括近视）却没有矫正、干眼等情况下更容易出现视疲劳，从而加速近视的进展。

视疲劳

　　随着人们生活方式和节奏的改变，用眼习惯和强度也在改变。长期的近距离用眼（特别是电子屏幕使用时间过长），很容易导致视疲劳。这时，眼睛会感觉累、酸胀、不舒服。视疲劳没有得到缓解也可能加速近视的进展。

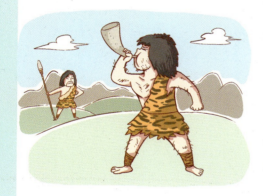

以前的用眼习惯是看远。

现在的用眼习惯是看近。

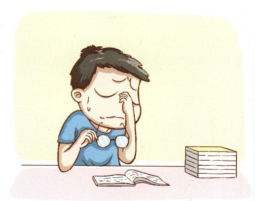

小贴士

　　在屈光异常（特别是散光，其中也包括近视）却没有矫正、干眼等情况下更容易出现视疲劳，从而加速近视的进展。

圆锥角膜

正常情况下，角膜在发育好后形态比较稳定，但是在一些因素的影响下（比如过敏性结膜炎、揉眼等），角膜有可能像圆锥一样向前凸出，被称为圆锥角膜。这种眼病最常发生于青春期前后。疾病的早期症状是近视逐渐加深，散光也会变化，疾病的后期会影响到视力。所以如果有不明原因的近视和散光度数的改变，要注意是否存在这种异常情况。

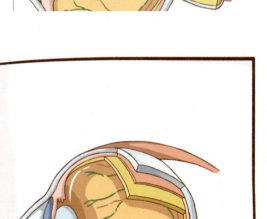

治疗。

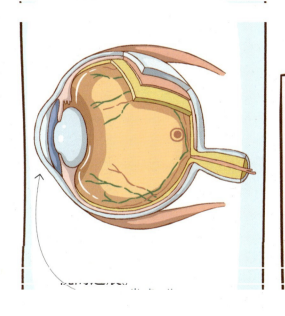

圆锥角膜

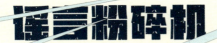

谣言粉碎机

谣言1 近视不能戴眼镜，越戴度数越高

这是流传度比较高的谣言之一，当然是不正确的。眼睛出现近视的过程是不可逆的，只能通过科学的干预来阻止其发展成高度或病理性近视（危害前面已经讲过）。科学的干预包括了正规的医学配镜和规范戴镜，这两者加上健康的用眼习惯，会减缓度数的增长速度。相反，如果发生近视却没有及时配戴眼镜，反而会加速近视度数的增长。记住：不要抗拒眼镜，配戴合适的眼镜是控制近视最简单、安全和有效的方法之一。

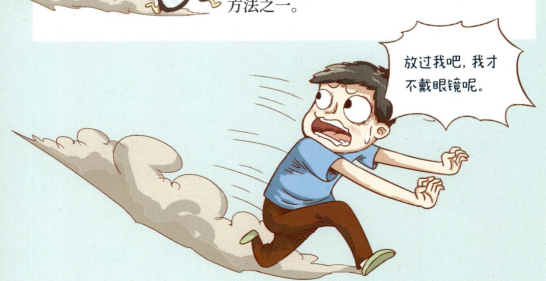

谣言2 戴近视眼镜眼睛会变形

　　事实上戴眼镜不会导致眼睛变形。生活中我们发现有的人在戴上眼镜后，眼睛看起来好像变小了或者有些变形，那是由于镜片存在一定程度放大或缩小的效果。其实，导致眼睛变形的罪魁祸首是近视，随着眼轴增长，近视度数增加，才使眼球看起来突出。

你眼球变形这锅，我可不背。

谣言3 视力不好一定是近视了

　　这种说法显然是不正确的。造成视力不好的原因有很多，近视只是其中一个主要的因素，其他因素还可能是远视、散光、白内障、青光眼、视网膜疾病、葡萄膜炎等。此外，一时用眼过度，导致眼睛调节痉挛引起的假性近视也可能造成短暂的视力下降。因此，如果遇到视力下降的情况，应该到正规医疗机构进行全面的眼科检查。如果的确是近视引起的，需要及时建立屈光发育档案，并进行诊断和治疗。

谣言4 近视可以不用戴眼镜，眯着眼睛也能看到

早期的低度近视可以通过眯眼睛挤压眼球来看清事物，但这也是妥妥的谣言。改变角膜曲率来看清物体更容易使眼睛疲劳，久而久之可能会导致近视度数加深。如果眼睛的状态已经是近视，配戴合适的眼镜不仅能帮助你们看得更清楚，而且对近视的增长也有一定的控制作用。

谣言5 近视度数高并不可怕，长大可以做近视手术

可千万别这么想。近视手术改变的只是近视的度数，达到不戴眼镜的目的。但是增长的眼轴却是无法改变的（正常的眼球像篮球的形状，近视的眼球像橄榄球的形状，不管用什么方法，橄榄球也无法再变成篮球）。眼睛本身还是存在近视可能带来的其他风险，特别是高度近视，更容易引起白内障、青光眼、视网膜裂孔、视网膜出血、视网膜脱离、黄斑病变等，这些疾病都可能导致不可逆转的视力残疾，甚至失明。

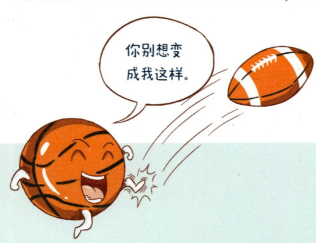

你别想变成我这样。

谣言6 眼镜度数配低点可以延缓近视

　　千万不要相信这种说法。近视后，眼镜镜片的度数过低不仅不会延缓近视，反而会加速近视的发展。镜片度数过低，眼睛看到的是不够清晰的物像，负责调节焦距的睫状肌会因为过度调节而持续痉挛，长时间下来眼睛很容易疲劳，可能使视力下降更快。眼镜镜片只有选择合适的度数才能（不可过低，也不能过高）有效地减缓近视度数的增长速度。

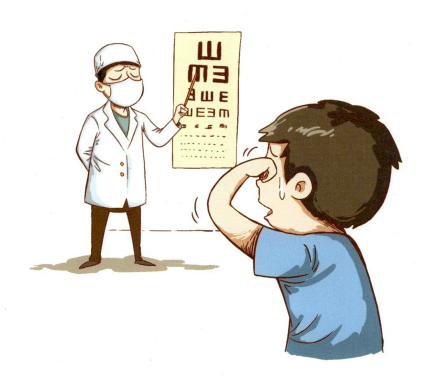

谣言7 看书时光线越亮对眼睛越好

事实并不是这样的。不要在光线过强、过暗或忽明忽暗的环境下读书、写字，同时应避免阳光透过窗户直射到学习区域。当白天自然光线过强时，最好使用窗帘遮光，并根据太阳照射角度调整窗帘。当白天自然光线不足时，要打开房间顶灯，光线仍不足时，要使用台灯辅助照明。夜晚看书写字需要同时使用房间顶灯和台灯，台灯需要可调节色温的LED灯，夜晚适合将色温调至4000 K 以下。色温不可调且色温高于4000 K 的 LED 台灯不宜在夜晚使用。此外，建议使用不带灯罩的裸灯照明。

谣言8 一旦近视了就必须配眼镜

这也不太正确。近视了是否需要配戴眼镜要根据验光的结果，再结合视力要求、眼位、眼肌运动、是否有弱视等因素综合考虑。如果是低于75度的低度近视，不戴眼镜视力能大于等于0.6，戴上眼镜视力能大于等于1.0，就可以先观察，暂时不用配镜。如果不戴眼镜视力低于0.6，看远处时不能看清目标，或对远视力有较高要求，则需要配镜。如果是高于300度的中高度近视，配戴合适的眼镜能改善日常生活中的视觉质量。

谣言 9 眼镜不需要一直戴着，看东西费劲时戴就行

不太正确。实际上，对于低于100度的轻度近视，如果经过正规检查发现眼位和视功能都是正常的，可以选择在需要的时候配戴眼镜；对于刚好或超过100度的近视，双眼近视度数相差大，或者合并有弱视、眼位不正或视功能异常的情况，则需要一直配戴眼镜。

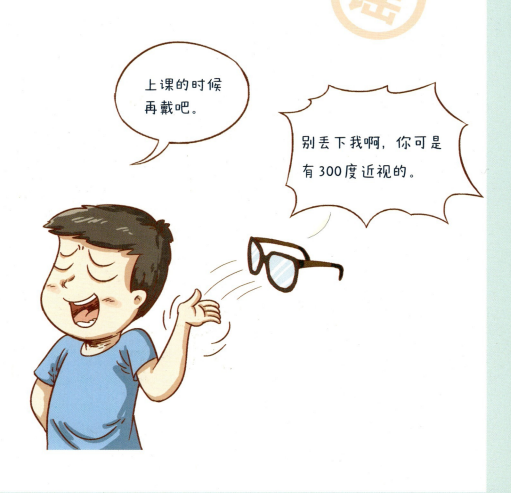

上课的时候再戴吧。

别丢下我啊，你可是有300度近视的。

谣言10 成年后近视度数就不会再加深了

那可不一定。一般情况下，近视度数会随着你们的生长发育逐年增高，但从14岁开始就渐渐变得稳定起来，当然也存在个体差异。成年以后如果长时间近距离用眼，睫状肌一直处于紧张状态，就仍有可能使度数加深。如果是病理性近视，还存在眼轴终生生长的可能性，度数也会不断增加，这是致盲的一个重要原因。此外，中老年人如果近视度数加深，还可能与白内障的发生与发展有关。所以，不论年龄多大，都需要定期检查，近视防控需要伴随我们一生。

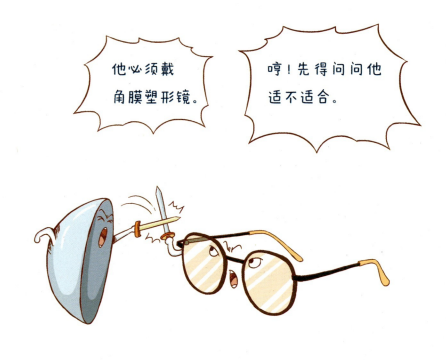

谣言11 小孩子没必要戴太阳镜

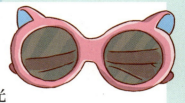

　　恰恰相反，很有必要。在阳光强烈时，眼睛会感到刺激，戴太阳镜能减少光亮，从而减轻这种不舒服的感觉。另外，强阳光下过多的紫外线进入眼睛，对眼组织会造成不同程度的损伤，增加干眼、白内障、黄斑变性、眼表疾病的发生概率。正规的太阳镜有抗紫外线的功能，可以有效地保护眼睛，儿童恰恰是最需要配戴太阳镜的人群。

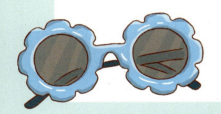

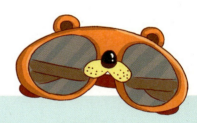

谣言12 角膜塑形镜防控近视比框架眼镜效果更好

　　这可不一定。对于防控方式，是选择角膜塑形镜还是框架眼镜，需要根据自己的实际情况来决定。角膜塑形镜目前还不能适用于所有年龄和近视度数的患者（比如年龄小于8岁，近视度数超过600度，散光度数超过150度）。对于这些人群，就防控近视的效果来说，角膜塑形镜不一定比框架眼镜更好。但是，科学研究表明角膜塑形镜对近视的控制效果是优于框架眼镜的。

谣言13 近视是可以治好的

　　这个谣言流传已久，甚至有人打着治疗近视的幌子招摇撞骗。事实上，真性近视是不可逆转的，无法从根本上治愈。近视矫正只是通过配戴眼镜或屈光手术的方式让眼睛看得更清楚，但并不能改变眼球的本质特征，增长的眼轴也不会再缩短。同时，白内障、青光眼、视网膜脱离、黄斑变性等疾病伴随近视发生的概率也不会降低。

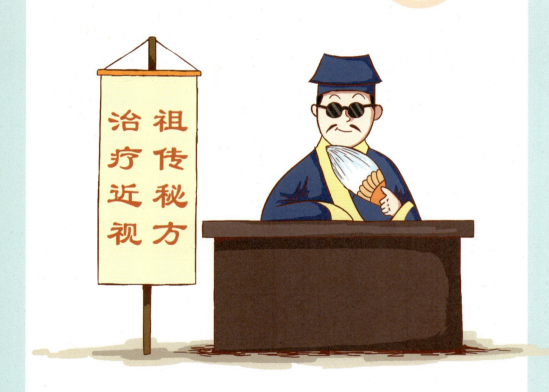

谣言14 近视一定会遗传给下一代

这可不一定哦。近视确实会受遗传因素的影响，如果你的爸爸妈妈都是高度近视，那么你近视的风险也会相应增加。如果爸爸妈妈中只有一个近视，那么你发生近视的概率为15%；如果爸爸妈妈都有近视，那你发生近视的概率为26%；如果爸爸妈妈中有人近视大于600度，那你发生近视的概率就有40%~60%。但是，如果在日常生活中，你有良好的用眼习惯，保护好自己的眼睛，近视也不一定会遗传。

谣言15 散瞳验光会伤害眼睛

当然不会了。平时所说的"散瞳验光"，科学术语为"睫状肌麻痹验光"，指的是使用药物让人眼的睫状肌，像弹簧一样完全放松下来，从而让验光更准确，同时能区分真性近视和假性近视。散瞳时会出现看近处模糊、怕光的症状，在药物作用消除后，模糊和怕光的感觉就会消失。只要严格按照医生所说的用法、用量进行药物散瞳验光，都是安全的，不会对眼睛造成伤害。注意散瞳验光要专业眼科医师检查后才能确定是否能做，千万别自己操作，并不是所有的人都适合散瞳验光。

谣言16 眼镜只要没坏就可以一直戴

　　千万别省这个钱！随着年龄的增长，眼睛的瞳距、瞳高、度数都可能发生变化，需要根据变化情况及时更换眼镜。对于成年人来说，虽然眼睛各方面情况都比较稳定，但时间长了镜片也会磨损、老化，如果一直戴，会影响看东西的清晰度，也容易造成眼睛疲劳，因此，需要定期更换镜片。

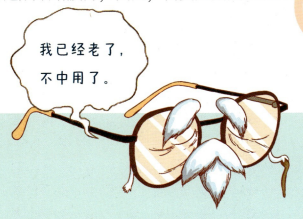

我已经老了，不中用了。

谣言17 阿托品滴眼液不能长期使用，会有依赖性

　　这样说是不对的。低浓度（如0.01%，0.05%）的阿托品滴眼液可以有效减缓近视发展的速度。当然，药品剂型和浓度需要根据医生的医嘱使用，因为高浓度的药品可能会带来一定的副作用。根据医生的建议，可以在近视进展期阶段性使用低浓度阿托品滴眼液。近视状态稳定后，逐渐减量后停药。目前还没有药物停用后出现近视反弹的临床证据。

谣言18 太阳光伤眼睛，不能在室外待太久

不全是这样。太阳光中的一些不可见光，如紫外线等长期接触会对眼睛的角膜、晶状体等造成不同程度的损害。但适当的户外活动（有阳光更好）可以有效预防近视。有科学研究表明，户外光照强度越高，视网膜照明增加，释放出的多巴胺也就越多，从而抑制了眼轴增长。一般建议每天在户外阳光下活动不少于2小时，或者每周累计达到14个小时。需要注意的是，在室外的强光下不适合进行看书、写字等活动。

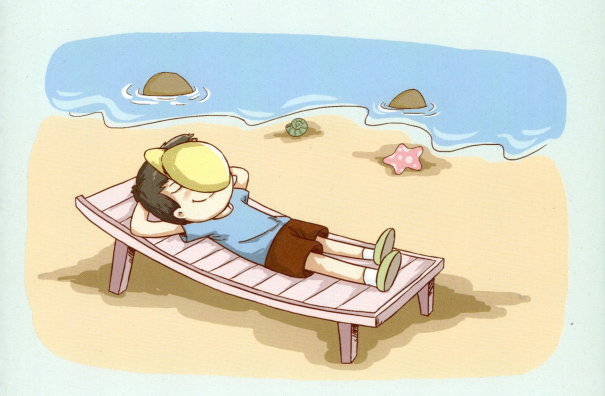

谣言19 眼睛不舒服，在药店随便买瓶眼药水就行了

　　我们不建议你这么做。眼睛不舒服有很多原因，对应着不同的疾病，需要针对性处理。另外，有些"不舒服"可能是非常严重的眼部疾病的早期表现，比如青光眼可能表现为偶尔轻微的眼胀痛，葡萄膜炎早期也只是反复的眼红不适，但如果不及时就医，错过了治疗的最佳时期，有可能造成无法挽回的视力损害。因此，眼睛不舒服了，不能随便滴眼药水，需要到医院眼科进行检查，对症处理，否则可能延误或加重病情。

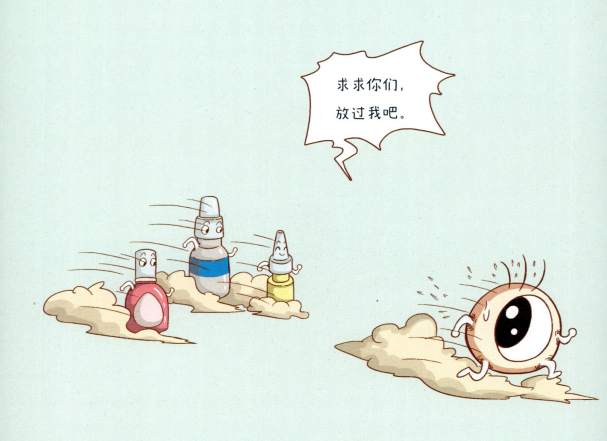

谣言20 近视手术很危险，可能会因此失明

　　这未免也太夸张了。随着医疗技术和设备的不断革新，近视手术也在不断发展。目前，近视手术是非常安全的。当然，在接受近视手术前，我们要选择具有手术资质的正规医疗机构，进行全面、详细的术前检查和评估；手术时，要好好配合医生；手术后要按医嘱进行用药和定期随访，这样才能保证手术的安全性。

⚠️ 任何手术都存在一定程度的风险，要根据医生的建议，合理选择。

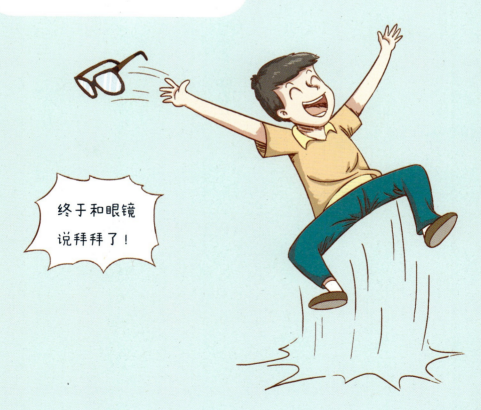

终于和眼镜说拜拜了！

谣言21 睡觉开个小夜灯，对视力没有影响

这是不对的。夜间黑暗的环境对睡眠有很大的帮助，开小夜灯睡觉会影响人体褪黑素的分泌，从而影响眼球发育。同时，眼睛长期受到光线刺激，得不到充分休息，容易影响视力，增加患近视的概率。有研究显示：两岁以前，在黑暗环境中睡觉的孩子后期仅10％患有近视；开着小夜灯睡觉的孩子后期有34％患有近视；直接开大灯睡觉的孩子后期有55％以上患有近视。医生郑重提醒：睡觉，最好不要开小夜灯。

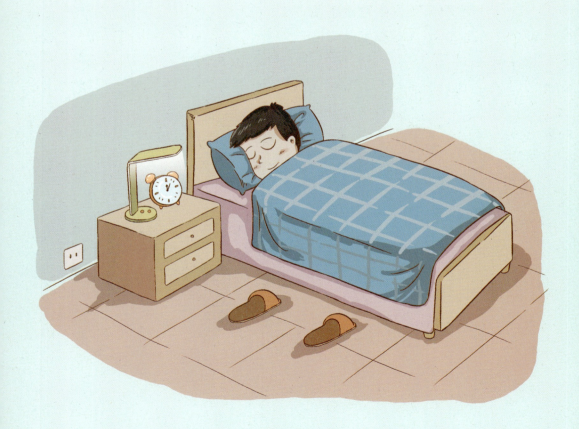

谣言22 多看看绿色植物就能保护视力

　　这样理解不正确。绿色确实对光线的吸收和反射都比较适中，对人体的神经系统、大脑皮层和视网膜组织的刺激比较小。加之，色彩心理学认为，绿色能让人感到舒适与平静，所以我们在看绿色时会觉得很舒服，但这并不代表它能对抗视疲劳或预防近视。如果说"看远处的绿色植物能预防近视"倒是可以，但真正起作用的并不是绿色植物，而是"看远处"这个动作。远眺能使睫状肌处于松弛状态，使眼睛得到休息从而缓解眼睛的疲劳。现在你是不是应该停下阅读，眺望一下远处呢？

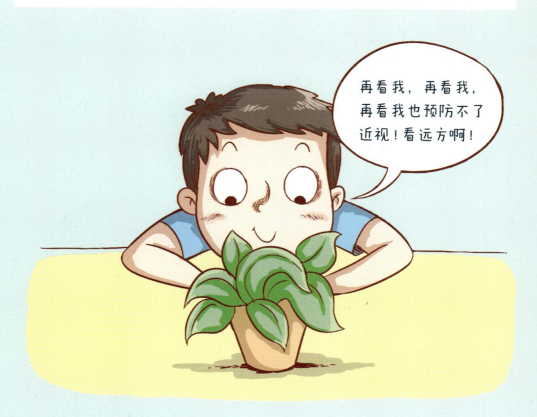

再看我，再看我，再看我也预防不了近视！看远方啊！

谣言23 戴眼镜不方便，可以配隐形眼镜

不完全正确。隐形眼镜中的角膜塑形镜、渐变多焦点软性角膜接触镜等对近视的控制是有明显效果的。但是，不是所有人都可以配戴这类具有矫治功能的隐形眼镜。另外，普通隐形眼镜也必须在正规医疗机构由专业医护人员通过详细的检查来判断是否能戴，并且需要在家长的监管下进行操作。

注意：如果长时间戴隐形眼镜，可能会造成角膜缺氧，上皮细胞缺失，甚至可能引起视力的下降；同时还有可能使眼睛疲劳、有异物感、干涩感、眼红、眼痒或者看东西模糊等。有任何不适，请咨询医生，并且做好定期复查。

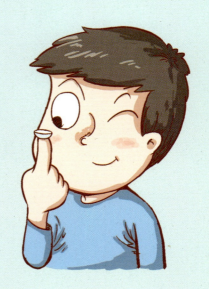

隐形眼镜可不是你想戴就能戴的！

谣言24 不接触电子产品就不会近视

这有点"因噎废食"的意思啊。世界卫生组织的一组调查数据显示：美国孩子使用电子产品的时间是中国孩子的好几倍，但近视率却只是中国孩子的七分之一。使用电子产品只是影响视力的一个因素，用眼习惯、户外活动、环境、遗传以及营养等因素才是共同造成近视的"元凶"。

小贴士

2岁内的孩子，不建议使用电子产品；2~6岁的孩子每次使用电子产品的时间不超过20分钟，每天不超过1小时。用眼时注意遵循3个20原则，即每用眼20分钟，远眺前方20英尺(6米左右)，持续20秒。正在看书的你也要养成良好的用眼习惯，端正坐姿，保持与屏幕或书本至少30厘米的距离，且不能长时间用眼，最好每隔半小时闭眼休息或远眺3~5分钟。

你的眼睛健康吗

色盲？近视？散光？你的眼睛是不是健康，快速做做测试就知道了。(特别说明：本次测试仅用作参考，如需明确诊断，请到专业医疗机构哦)

色盲、色弱检测图

色盲和色弱统称为色觉障碍，属于先天性遗传性疾病。色盲是完全不能辨别某些颜色或全部颜色，常见的有红绿色盲，红色盲不能分辨红色，绿色盲不能分辨绿色。色弱虽然能像正常人一样认识所有的颜色，但是辨别颜色的能力较差，尤其是在光线较暗的情况下，近似于色盲。

色盲、色弱检测方法

在明亮的自然光下进行测试，避免光线直接照射图片；双眼距离图面60~80厘米；检测中不能戴有色眼镜，也不能戴有色的角膜接触镜；每一张图在5秒内读出，如果读错或者不能读出，则可能存在色觉障碍，需要到医院做进一步检查。

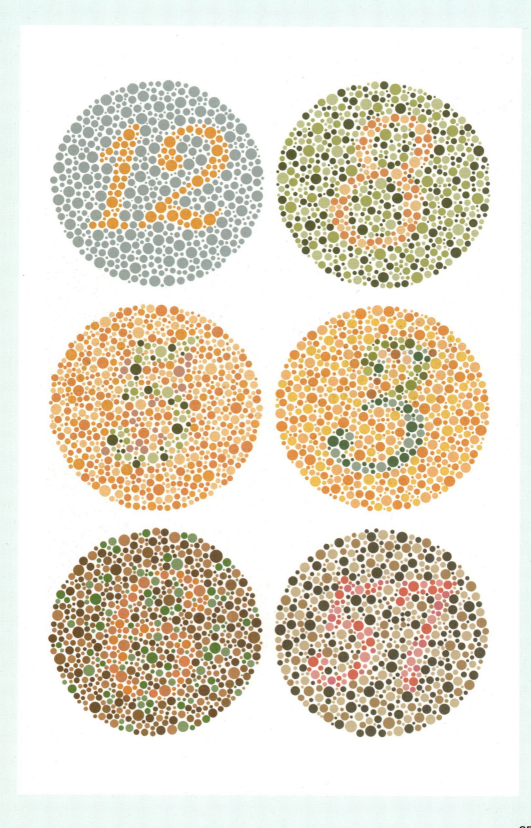

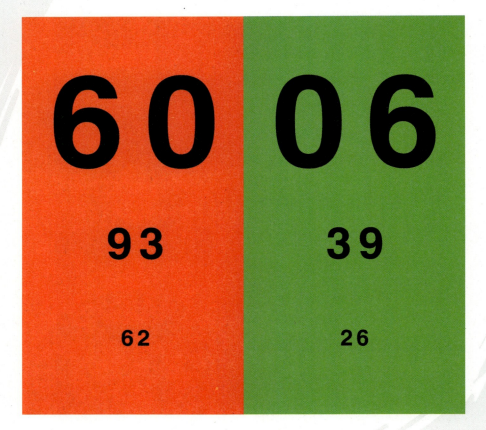

原理：利用色相差原理，分析判断被测眼睛所处的屈光状态。

用法：将红绿视标置于2.5米处，遮住一只眼睛，选择你能看到的数字，比如你只能看到最大的数字"60"和"06"，先看左边红色区域的"60"，再看右边绿色区域的"06"，判断哪一个更清楚。

结果：红色区域的数字更清楚（如果你没有配戴眼镜，可能眼睛已经开始近视了；如果你已经配戴近视眼镜，可能配镜度数不足）。

绿色区域的数字更清楚（如果你没有配戴眼镜，可能眼睛有远视；如果你已经配戴近视眼镜，可能配镜度数偏高）。

 如果你没有配戴眼镜，请裸眼检测；
如果你已经配戴眼镜，请戴镜检测。

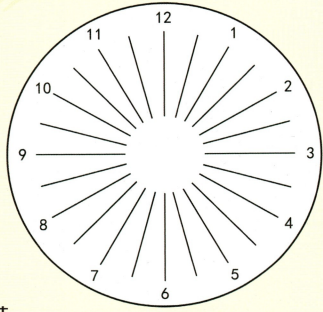

散光检测方法

　　将散光检测图置于30~40厘米处，遮住一只眼睛分别进行测试，如果看到图中的线条粗细均匀，说明所测眼睛无散光现象或已充分矫正。

　　当测试眼发现图中某一些线条特别黑、特别清晰，那就说明有散光的可能。

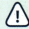 如果你没有配戴眼镜，请裸眼检测；

　　　　　　如果你已经配戴眼镜，请戴镜检测。

在前面的内容中提到过，在你长时间用眼的间隙，需要停下来，看看远处。如果在室内，没有远眺条件，那么就可以用到下面这张"室内模拟远眺视标"。

你可以这样做：将视标放在桌前，离你大概 2.5 米的距离。让你的视线从视标的外圈逐渐向内圈缓缓移动，整个过程不低于20秒，每天可以反复多次，从而让眼睛得到充分放松。

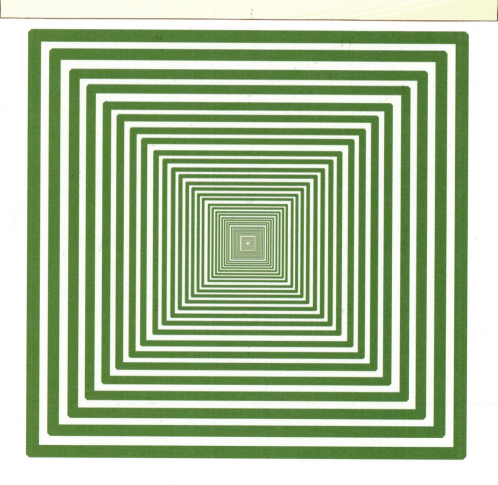

　　将下面这张图放在桌前，离你大概50~100厘米的距离。连续看0，1，2，3，4，5…顺着箭头移动眼球（头不动），移动一圈后回到原点。每天可以反复多次，每次3~5分钟。

　　这可以锻炼你的眼外肌和睫状肌，使眼肌灵活，并使睫状肌与晶状体恢复正常的调节功能，缓解眼睛疲劳。

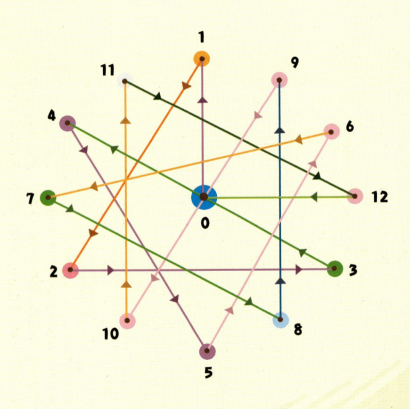

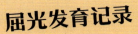

屈光发育记录

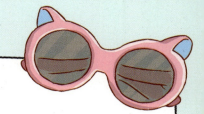

　　想要保持健康、明亮的眼睛，就需要长期监控眼睛的发育情况。每次检查之后，请将你眼睛的各项指标记录下来吧！

检查日期			年龄		
	视力	屈光度	眼压	眼轴	备注
右眼 (R)					
左眼 (L)					
眼压					
眼轴					

检查日期			年龄		
	视力	屈光度	眼压	眼轴	备注
右眼 (R)					
左眼 (L)					
眼压					
眼轴					

检查日期			年龄		
	视力	屈光度	眼压	眼轴	备注
右眼 (R)					
左眼 (L)					
眼压					
眼轴					

检查日期			年龄		
	视力	屈光度	眼压	眼轴	备注
右眼(R)					
左眼(L)					
眼压					
眼轴					

检查日期			年龄		
	视力	屈光度	眼压	眼轴	备注
右眼(R)					
左眼(L)					
眼压					
眼轴					

检查日期			年龄		
	视力	屈光度	眼压	眼轴	备注
右眼(R)					
左眼(L)					
眼压					
眼轴					

检查日期			年龄		
	视力	屈光度	眼压	眼轴	备注
右眼(R)					
左眼(L)					
眼压					
眼轴